Umschreibungen der Tierwelt

Wie lautet des Rätsels Lösung?

Seniorenbeschäftigung und

Gedächtnistraining Rätsel

60 Ratespiele für Senioren – Band 5

Kristina Büttertz

Senioren Beschäftigungen

Folge uns auf Social Media!

Inhaltsverzeichnis

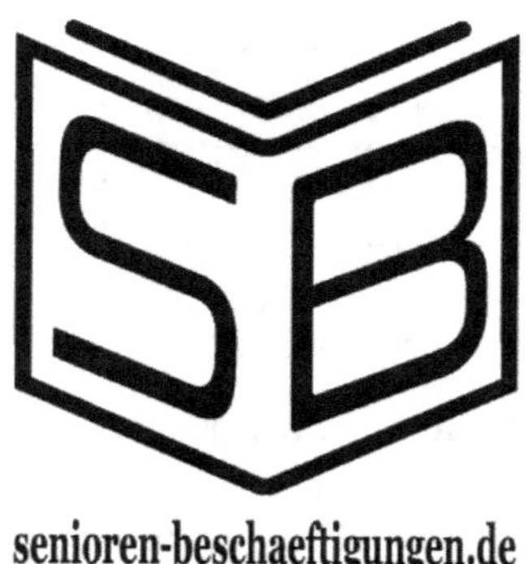

Einleitung

Ich begrüße dich ganz herzlich zu diesem Rätselwerk, in dem es um die verschiedensten Tiere aus dem Tierreich gehen wird. Ob wilde, zahme, große, kleine, süße oder gefährliche Tiere – hier erlebst du einen Ausflug in die Natur. Einen Ausflug der besonderen Art, denn dieser Ausflug wird dir mit jeder Menge Rätselspaß versüßt! 60 Rätsel werden dir im Zuge dieses Werkes angeboten. 60 Umschreibungen, die es zu lösen gilt. Diese Umschreibungen haben alle eine Gemeinsamkeit: es wird jeweils ein Tier gesucht, das du mit Sicherheit schon 1000-mal gesehen hast. Doch errätst du dieses Tier auch, wenn du es nicht vor dir siehst, wenn du es nicht hören oder sogar anfassen kannst? Dieses Rätselwerk enthält 60 Rätsel, die allesamt gleich aufgebaut sind. Es werden jeweils acht Tipps gegeben, die alle auf ein- und dasselbe Tier hindeuten. Zum Ende der Indizien ist das gesuchte Tier in der Lösung angegeben. Dieses Werk wurde für Senioren geschrieben, die ihr Gehirn fit halten oder eventuell einem anfänglichen Demenz-Stadium entgegenwirken wollen. Es empfiehlt sich, dieses Rätselwerk als Spielleiter bzw. Fragensteller zu erwerben und dieses

Rätselbuch beispielsweise in einem Seniorenheim auszuprobieren.

Die verschiedenen Hinweise können vom Spielleiter einfach vorgelesen werden. Nach jedem Tipp kann sich der Senior oder die Seniorin überlegen, ob er bzw. sie auf die Lösung kommt und kann ggf. einen Tipp abgeben. Am Ende kann der Spielleiter ggf. noch weitere Tipps geben oder das Rätsel auflösen, sofern es aufgelöst bzw. erraten wurde. Natürlich ist dieses Werk auch für Gruppenspaß geschaffen. Senioren können dabei in zwei oder in mehrere Gruppen aufgeteilt werden und raten dann gemeinsam im Team gegen andere Teams. Mehr Senioren sorgen natürlich auch für mehr Wissen und folglich entstehen mehr Ideen. Die Lösungen der Rätsel findest du am Ende des Buches, somit können die Rätsel auch alleine gelöst werden. Ich wünsche dir viel Spaß bei den folgenden 60 Rätseln über ganz verschiedene Tiere mit ganz individuellen Eigen- und Besonderheiten, die im Zuge dieses Werkes gewürdigt werden!

P.S. Auf Seite 74 findest du noch ein exklusives Geschenk von uns. Lass dich überraschen!

Rätsel 1:

Wie heißt dieses Tier?

Mein gesuchtes Tier hat vier Pfoten.

Mein gesuchtes Tier ist ein beliebtes Haustier.

Mein gesuchtes Tier hat weiches Fell.

Mein gesuchtes Tier hat scharfe Krallen.

Mein gesuchtes Tier hat einen Schwanz zum Ausbalancieren.

Mein gesuchtes Tier kann fauchen.

Mein gesuchtes Tier schleckt sich und schläft viel.

Mein gesuchtes Tier fängt Mäuse oder beispielsweise auch Vögel.

Rätsel 2:

Mein gesuchtes Tier hat vier Pfoten.

Mein gesuchtes Tier hat ein dunkles Streifenmuster.

Mein gesuchtes Tier ist ein Säugetier.

Mein gesuchtes Tier ernährt sich von größeren Huftieren.

Mein gesuchtes Tier ist das drittgrößte, landbewohnende Raubtier.

Mein gesuchtes Tier ist vom Aussterben bedroht.

Mein gesuchtes Tier wiegt zwischen 90 und 120 Kilogramm.

Mein gesuchtes Tier lebt in Indien, Sibirien oder zum Beispiel auf Sumatra.

Rätsel 3:

Wie heißt dieses Tier?

Mein gesuchtes Tier hat vier Pfoten.

Mein gesuchtes Tier ist ein beliebtes Haustier.

Mein gesuchtes Tier hat weiches Fell.

Mein gesuchtes Tier gilt als bester Freund des Menschen.

Mein gesuchtes Tier stammt vom Wolf ab.

Mein gesuchtes Tier bellt.

Mein gesuchtes Tier ist ein Raubtier.

Mein gesuchtes Tier wird zum Beispiel zur Jagd, aber auch zur Wache eingesetzt.

Rätsel 4:

Wie heißt dieses Tier?

Mein gesuchtes Tier ist der Vorfahre des Menschen.

Mein gesuchtes Tier ist ein Säugetier.

Mein gesuchtes Tier zählt zu den Primaten.

Mein gesuchtes Tier ist Pflanzenfresser, manche fressen aber auch Insekten.

Mein gesuchtes Tier geben charakteristische Laute von sich.

Mein gesuchtes Tier kann im Zuge mancher Arten 100 Gramm, im Zuge anderer Arten 200 Kilogramm schwer werden.

Mein gesuchtes Tier hat eine Körpergröße von 1,60 m bis 2 m.

Mein gesuchtes Tier hangelt und klettert gern.

Rätsel 5:

Wie heißt dieses Tier?

Mein gesuchtes Tier zählt zur Gattung der Pferde.

Mein gesuchtes Tier kommt ausschließlich in Afrika vor.

Mein gesuchtes Tier stellt die größte wildlebende Pferdeart dar.

Mein gesuchtes Tier ist ein Pflanzenfresser.

Mein gesuchtes Tier hat eine Kopfrumpflänge von 2,10 m bis 3 m.

Mein gesuchtes Tier lebt in der Steppe.

Mein gesuchtes Tier ist ein Säugetier.

Mein gesuchtes Tier wurde von portugiesischen Seefahrern entdeckt.

Rätsel 6:

Wie heißt dieses Tier?

Mein gesuchtes Tier gibt es in asiatischer und afrikanischer Ausprägung.

Mein gesuchtes Tier ist das größte gegenwärtige Landtier.

Mein gesuchtes Tier ist Pflanzenfresser.

Mein gesuchtes Tier ist ein Rüsseltier.

Mein gesuchtes Tier hat eine Tragzeit von bis zu zwei Jahren.

Mein gesuchtes Tier hat eine zirka sieben Millionen Jahre alte Stammesgeschichte.

Mein gesuchtes Tier schwimmt manchmal.

Mein gesuchtes Tier nutzt seinen Rüssel zur Nahrungsaufnahme oder zum Beispiel zum Staubbad.

Rätsel 7:

Wie heißt dieses Tier?

Mein gesuchtes Tier hat einen längeren Schnabel.

Mein gesuchtes Tier ist ein Vogel.

Mein gesuchtes Tier streckt seinen Kopf oftmals unter Wasser.

Mein gesuchtes Tier zeigt Balzverhalten.

Mein gesuchtes Tier quakt.

Mein gesuchtes Tier frisst Weichtiere, Frösche oder beispielsweise Fische.

Mein gesuchtes Tier tauchen ab, um nach Nahrung zu suchen.

Mein gesuchtes Tier heißt in der männlichen Ausprägung Erpel.

Rätsel 8:

Wie heißt dieses Tier?

Mein gesuchtes Tier ist ein Säugetier.

Mein gesuchtes Tier lebt im Wasser.

Mein gesuchtes Tier wird von Menschen gefangen und ist daher nicht mehr allzu zahlreich vorhanden.

Mein gesuchtes Tier zählt zu den größten Tieren der Geschichte der Erde.

Mein gesuchtes Tier ernährt sich unter anderem von Fischen, zum Beispiel von Tintenfischen.

Mein gesuchtes Tier können, je nach Art, bis zu 1000 Meter tief tauchen.

Mein gesuchtes Tier orientiert sich mithilfe von Echoortung.

Mein gesuchtes Tier kann zum Beispiel ein Orca sein.

Rätsel 9:

Wie heißt dieses Tier?

Mein gesuchtes Tier ist ein Raubtier.

Mein gesuchtes Tier ist eine Raubkatze.

Mein gesuchtes Tier hat eine Mähne.

Mein gesuchtes Tier gilt als „König der Tiere".

Mein gesuchtes Tier ist in Afrika und Indien anzutreffen.

Mein gesuchtes Tier wiegt durchschnittlich bis zu 200 Kilogramm.

Mein gesuchtes Tier gilt aufgrund des Menschen als vom Aussterben bedroht.

Mein gesuchtes Tier jagt beispielsweise Büffel.

Rätsel 10:

Wie heißt dieses Tier?

Mein gesuchtes Tier hat zwei Flügel.

Mein gesuchtes Tier summt.

Mein gesuchtes Tier hat einen Stachel.

Mein gesuchtes Tier dient den Menschen zur Herstellung von Honig.

Mein gesuchtes Tier besitzt Mundwerkzeug.

Mein gesuchtes Tier kann eine Königin, eventuell aber auch eine Arbeiterin oder Drohn sein.

Mein gesuchtes Tier kommuniziert über eine eigene Tanzsprache.

Mein gesuchtes Tier tritt häufiger mit anderen in Schwärmen auf.

Rätsel 11:

Wie heißt dieses Tier?

Mein gesuchtes Tier hat vier Pfoten.

Mein gesuchtes Tier ist ein Raubtier.

Mein gesuchtes Tier bewohnt die nördlichen Polarregionen.

Mein gesuchtes Tier ist das größte an Land lebende Raubtier der Erde.

Mein gesuchtes Tier ist ein Allesfresser.

Mein gesuchtes Tier ist vom Aussterben bedroht.

Mein gesuchtes Tier wiegt je nach Geschlecht zwischen 100 und 500 Kilogramm.

Mein gesuchtes Tier ist ein guter Schwimmer, jagt aber für gewöhnlich nicht im Wasser.

Rätsel 12:

Wie heißt dieses Tier?

Mein gesuchtes Tier ist ein flugunfähiger
Seevogel.

Mein gesuchtes Tier leben unter anderem in
der Antarktis.

Mein gesuchtes Tier lebt im Meer.

Mein gesuchtes Tier kehrt zum Brüten oder
zum Federwechsel an Land zurück.

Mein gesuchtes Tier frisst Fische.

Mein gesuchtes Tier hat kurze Beine.

Mein gesuchtes Tier bewegt sich, wenn an
Land, watschelnd fort.

Mein gesuchtes Tier wird von speziellen
Vögeln, Seeleoparden oder zum Beispiel auch
Haien gefressen.

Rätsel 13:

Wie heißt dieses Tier?

Mein gesuchtes Tier ist in Australien anzutreffen.

Mein gesuchtes Tier bewegt sich durch Springen fort.

Mein gesuchtes Tier ist das bekannteste Beuteltier.

Mein gesuchtes Tier bewegt sich durch charakteristisch lange Hinterbeine.

Mein gesuchtes Tier ist ein Pflanzenfresser.

Mein gesuchtes Tier zieht die Jungtiere im Beutel groß.

Mein gesuchtes Tier lebt auch in Neuguinea.

Mein gesuchtes Tier hat ein wärmendes Fell.

Rätsel 14:

Wie heißt dieses Tier?

Mein gesuchtes Tier ist ein Wildhund.

Mein gesuchtes Tier zählt als Raubtier.

Mein gesuchtes Tier wohnt in einem Bau.

Mein gesuchtes Tier fängt und frisst unter anderem Mäuse.

Mein gesuchtes Tier hat charakteristisches rot- bzw. orangefarbenes Fell.

Mein gesuchtes Tier zählt zur Überfamilie der Hundeartigen.

Mein gesuchtes Tier hat einen buschigen Schwanz.

Mein gesuchtes Tier gilt als scheues Tier, das Autofahrer häufiger sehen werden.

Rätsel 15:

Wie heißt dieses Tier?

Mein gesuchtes Tier ist ein Säugetier.

Mein gesuchtes Tier ist eine Raubkatze.

Mein gesuchtes Tier ist in Afrika vorzufinden.

Mein gesuchtes Tier gilt als schnellstes Landtier der Erde.

Mein gesuchtes Tier erreicht über kurze
Strecken eine Geschwindigkeit von bis zu 220
km/h.

Mein gesuchtes Tier ist schwarz gepunktet.

Mein gesuchtes Tier ist ein Savannen- bzw.
Steppentier.

Mein gesuchtes Tier findet man auf der Erde
nur noch ca. 7000-mal.

Rätsel 16:

Wie heißt dieses Tier?

Mein gesuchtes Tier ist ein Säugetier.

Mein gesuchtes Tier ist der evolutionäre Vorfahre eines sehr beliebten Säugetiers.

Mein gesuchtes Tier hat graues Fell.

Mein gesuchtes Tier jagt im Rudel.

Mein gesuchtes Tier ist manchmal beim Heulen zu hören.

Mein gesuchtes Tier ist ein Raubtier.

Mein gesuchtes Tier wurde von Menschen gejagt und galt in vielen Regionen als ausgerottet.

Mein gesuchtes Tier heißt im Lateinischen canis lupus.

Rätsel 17:

Wie heißt dieses Tier?

Mein gesuchtes Tier kann fliegen.

Mein gesuchtes Tier ist ein Greifvogel.

Mein gesuchtes Tier hat, je nach Art, eine Flugspannweite von über zwei Metern.

Mein gesuchtes Tier gleiten beim Jagen dicht am Boden entlang.

Mein gesuchtes Tier hat einen sogenannten Horst.

Mein gesuchtes Tier jagt Säugetiere.

Mein gesuchtes Tier hat einen spitzen Schnabel.

Mein gesuchtes Tier jagt auch größere Säugetiere wie zum Beispiel Steinböcke.

Rätsel 18:

Wie heißt dieses Tier?

Mein gesuchtes Tier ist ein Säugetier.

Mein gesuchtes Tier ist klein und schnell.

Mein gesuchtes Tier frisst Insekten.

Mein gesuchtes Tier ist ein Nagetier.

Mein gesuchtes Tier hat einen langen Schwanz.

Mein gesuchtes Tier hat scharfe Schneidezähne.

Mein gesuchtes Tier wird von Menschen mit Fallen gejagt.

Mein gesuchtes Tier steht auf dem Speiseplan von diversen Vögeln und auch Katzen.

Rätsel 19:

Wie heißt dieses Tier?

Mein gesuchtes Tier trägt Lasten, wenn es von Menschen dafür eingesetzt wird.

Mein gesuchtes Tier ist in der Wüste anzutreffen.

Mein gesuchtes Tier ist ein Säugetier.

Mein gesuchtes Tier wird als Paarhufer bezeichnet.

Mein gesuchtes Tier hat zwei Höcker.

Mein gesuchtes Tier speichert in seinen Höckern Fett.

Mein gesuchtes Tier kann zwischen 300 und 700 Kilogramm schwer werden.

Mein gesuchtes Tier kann von Menschen zum Reiten genutzt werden.

Rätsel 20:

Wie heißt dieses Tier?

Mein gesuchtes Tier kriecht.

Mein gesuchtes Tier hat keine Beine.

Mein gesuchtes Tier kann sehr giftig sein.

Mein gesuchtes Tier kann teilweise sehr lang ohne Nahrung überleben.

Mein gesuchtes Tier verschlingt Tiere, die viel größer sind und mehr wiegen als es selbst.

Mein gesuchtes Tier würgt seine Opfer manchmal zu Tode.

Mein Tier kann eine zischende Zunge haben.

Mein gesuchtes Tier klappert zum Beispiel auch charakteristisch.

P.S. Auf Seite 74 findest du noch ein exklusives Geschenk von uns. Lass dich überraschen!

Rätsel 21:

Wie heißt dieses Tier?

Mein gesuchtes Tier ist ein Landwirbeltier.

Mein gesuchtes Tier lebt in Flüssen oder Seen.

Mein gesuchtes Tier lebt unter Umständen auch an den Küsten Australiens.

Mein gesuchtes Tier kann 1,2 Meter, aber auch bis zu 6,7 Meter lang werden.

Mein gesuchtes Tier ist meistens grünlich.

Mein gesuchtes Tier tauchten in der Weltgeschichte erstmals vor 95 Millionen Jahren auf.

Mein gesuchtes Tier schwimmt gern.

Mein gesuchtes Tier ist durchaus gefährlich.

Rätsel 22:

Wie heißt dieses Tier?

Mein gesuchtes Tier ist die größte lebende Art eines Hirsches.

Mein gesuchtes Tier lebt in Nordeuropa, Nordasien und Nordamerika.

Mein gesuchtes Tier wiegt ca. 800 Kilogramm.

Mein gesuchtes Tier kann ein Geweih haben, wenn männlich.

Mein gesuchtes Tier frisst Baumtriebe und Wasserpflanzen.

Mein gesuchtes Tier wird von Menschen gejagt.

Mein gesuchtes Tier kann ein Bulle, aber auch eine Kuh sein.

Mein gesuchtes Tier ist ein Paarhufer.

Rätsel 23:

Wie heißt dieses Tier?

Mein gesuchtes Tier fliegt.

Mein gesuchtes Tier ist ein beliebtes Haustier, das von Menschen gehalten wird.

Mein gesuchtes Tier kann je nach Art sehr bunt aussehen.

Mein gesuchtes Tier kann sprechen bzw. sprechen lernen.

Mein gesuchtes Tier wird gern als Begleiter von Piraten dargestellt.

Mein gesuchtes Tier kann zum Beispiel ein Kakadu sein.

Mein gesuchtes Tier hat einen kräftigen Schnabel.

Mein gesuchtes Tier hat einen aufrechten Körperbau.

Rätsel 24:

Wie heißt dieses Tier?

Mein gesuchtes Tier kann unter Umständen giftig sein.

Mein gesuchtes Tier zählt zu den Amphibien.

Mein gesuchtes Tier kann eine Kröte oder eine Unke sein.

Mein gesuchtes Tier ist meistens grün.

Mein gesuchtes Tier ernährt sich von Insekten oder Spinnen.

Mein gesuchtes Tier ist manchmal umgangssprachlich im Hals des Menschen.

Mein gesuchtes Tier springt gern und viel.

Mein gesuchtes Tier quakt.

Rätsel 25:

Wie heißt dieses Tier?

Mein gesuchtes Tier ist ein Wiederkäuer.

Mein gesuchtes Tier ist Hornträger.

Mein gesuchtes Tier ist ein Paarhufer.

Mein gesuchtes Tier lebt überwiegend in gebirgigen Regionen.

Mein gesuchtes Tier ist in Eurasien, Nordafrika bzw. Nordamerika vorzufinden.

Mein gesuchtes Tier kann ein Steinbock sein.

Mein gesuchtes Tier hat Hufen.

Mein gesuchtes Tier ist ein Pflanzenfresser.

Rätsel 26:

Wie heißt dieses Tier?

Mein gesuchtes Tier wird von den Menschen als Nutztier genutzt.

Mein gesuchtes Tier sieht man oft auf Weiden.

Mein gesuchtes Tier ist ein Wiederkäuer.

Mein gesuchtes Tier wurde für Fleisch und Milch vom Menschen domestiziert.

Mein gesuchtes Tier kann ein Rind sein.

Mein gesuchtes Tier gilt in Indien als heilig.

Mein gesuchtes Tier hat Hörner.

Mein gesuchtes Tier hat Euter.

Rätsel 27:

Wie heißt dieses Tier?

Mein gesuchtes Tier fliegt.

Mein gesuchtes Tier ist in Städten anzutreffen und vorzufinden.

Mein gesuchtes Tier gurrt.

Mein gesuchtes Tier gilt als Symbol für die Freiheit.

Mein gesuchtes Tier kann ein farbenprächtiges Gefieder haben.

Mein gesuchtes Tier bewegt den Kopf charakteristisch vor und zurück.

Mein gesuchtes Tier hat Federn.

Mein gesuchtes Tier kommt mit Ausnahme von Arktis und Antarktis praktisch überall vor.

Rätsel 28:

Wie heißt dieses Tier?

Mein gesuchtes Tier wird von den Menschen als Nutztier verwendet.

Mein gesuchtes Tier hat unter Umständen einen Kamm.

Mein gesuchtes Tier weckt manchmal Menschen.

Mein gesuchtes Tier gackert.

Mein gesuchtes Tier gibt es in verschiedenen Farben.

Mein gesuchtes Tier legt Eier.

Mein gesuchtes Tier kann Gockel oder Henne sein.

Mein gesuchtes Tier heißt in seiner jungen Form Küken.

Rätsel 29:

Wie heißt dieses Tier?

Mein gesuchtes Tier wird von Menschen oft dressiert.

Mein gesuchtes Tier kann ein Schimmel sein.

Mein gesuchtes Tier hat einen Schweif.

Mein gesuchtes Tier kann galoppieren.

Mein gesuchtes Tier kann geritten werden.

Mein gesuchtes Tier produziert sogenannte „Äpfel".

Mein gesuchtes Tier erhält vom Menschen Hufen.

Mein gesuchtes Tier haben eine große Bedeutung für die Entwicklung des Menschen.

Rätsel 30:

Wie heißt dieses Tier?

Mein gesuchtes Tier ist ein Säugetier.

Mein gesuchtes Tier ist ein im Wasser lebendes Raubtier.

Mein gesuchtes Tier wird zwischen 1,20 m und 6 m lang.

Mein gesuchtes Tier ernährt sich überwiegend von Fischen.

Mein gesuchtes Tier kommuniziert mit Klick- und Pfeiflauten.

Mein gesuchtes Tier wird von Haien und Schwertwalen gejagt.

Mein gesuchtes Tier wird aufgrund seines Fells oft von Menschen gejagt.

Mein gesuchtes Tier kann ein Walross sein.

Rätsel 31:

Wie heißt dieses Tier?

Mein gesuchtes Tier ist ein Säugetier.

Mein gesuchtes Tier ist ein Paarhufer.

Mein gesuchtes Tier ist das höchste landlebende Tier der Erde.

Mein gesuchtes Tier kann ein Bulle oder eine Kuh sein.

Mein gesuchtes Tier hat einen außergewöhnlich langen Hals.

Mein gesuchtes Tier hat eine bis zu 50 cm lange Zunge.

Mein gesuchtes Tier hat sehr lange Beine.

Mein gesuchtes Tier kann bis zu sechs Meter groß werden.

Rätsel 32:

Wie heißt dieses Tier?

Mein gesuchtes Tier erschien erstmals vor 220 Millionen Jahren.

Mein gesuchtes Tier ist ein Kriechtier bzw. Reptil.

Mein gesuchtes Tier wohnt an Land, in der Wüste, aber auch im Meer.

Mein gesuchtes Tier legt Eier.

Mein gesuchtes Tier wurde bisher maximal 256 Jahre alt.

Mein gesuchtes Tier hat einen Panzer.

Mein gesuchtes Tier ist meistens stumm.

Mein gesuchtes Tier kommt zum Beispiel auch auf den Galapagos-Inseln vor.

Rätsel 33:

Wie heißt dieses Tier?

Mein gesuchtes Tier ist ein Hornträger.

Mein gesuchtes Tier fungiert für den Menschen als Woll-Lieferant.

Mein gesuchtes Tier fungiert für den Menschen als Milch-Lieferant.

Mein gesuchtes Tier ist Widder oder Aue.

Mein gesuchtes Tier lebt in einer Herde.

Mein gesuchtes Tier heißt in jungen Jahren Lamm.

Mein gesuchtes Tier existiert auf unserem Planeten milliardenfach.

Mein gesuchtes Tier ist eine domestizierte Form des Mufflons.

Rätsel 34:

Wie heißt dieses Tier?

Mein gesuchtes Tier ist scheu.

Mein gesuchtes Tier ist ein Nagetier.

Mein gesuchtes Tier hat einen buschigen Schwanz.

Mein gesuchtes Tier ernährt sich von Samen und Früchten.

Mein gesuchtes Tier frisst unter anderem auch Nüsse.

Mein gesuchtes Tier wird von Greifvögeln und Mardern gejagt.

Mein gesuchtes Tier ist auf Bäumen zu finden.

Mein gesuchtes Tier baut sich ein Nest, das Kobel genannt wird.

Rätsel 35:

Wie heißt dieses Tier?

Mein gesuchtes Tier zählt zur Familie der Hirsche.

Mein gesuchtes Tier zählt zu den kleinsten Arten des Hirsches.

Mein gesuchtes Tier ist scheu.

Mein gesuchtes Tier hat ein Geweih, wenn es denn männlich ist.

Mein gesuchtes Tier äst gerne Futter.

Mein gesuchtes Tier ist hin und wieder im Wald anzutreffen.

Mein gesuchtes Tier unterliegt dem Jagdrecht.

Mein gesuchtes Tier wird von Füchsen, Luchsen, aber auch Wölfen gejagt.

Rätsel 36:

Wie heißt dieses Tier?

Mein gesuchtes Tier hat einen Bau.

Mein gesuchtes Tier hat charakteristisch auffallende Ohren.

Mein gesuchtes Tier fällt auch durch seine Zähne auf.

Mein gesuchtes Tier schlägt Haken.

Mein gesuchtes Tier hört mit seinen Löffeln.

Mein gesuchtes Tier ist Pflanzenfresser.

Mein gesuchtes Tier ist ein Säugetier.

Mein gesuchtes Tier hat in der Regel längere Ohren und kräftigere Hinterbeine als ein Kaninchen.

Rätsel 37:

Wie heißt dieses Tier?

Mein gesuchtes Tier ist ein Säugetier.

Mein gesuchtes Tier ist ein Insektenfresser.

Mein gesuchtes Tier kann sich im Gefahrenfall einrollen.

Mein gesuchtes Tier hat Stachel.

Mein gesuchtes Tier hält Winterschlaf.

Mein gesuchtes Tier ist dämmerungs- bzw. nachtaktiv.

Mein gesuchtes Tier ist in West- und Mitteleuropa anzutreffen.

Mein gesuchtes Tier hat kurze Gliedmaßen.

Rätsel 38:

Wie heißt dieses Tier?

Mein gesuchtes Tier kann auch „wild" sein.

Mein gesuchtes Tier gilt als intelligentes Tier.

Mein gesuchtes Tier ist ein Allesfresser.

Mein gesuchtes Tier ist Sau oder Eber.

Mein gesuchtes Tier heißt in jungen Jahren Ferkel.

Mein gesuchtes Tier hat Zitzen.

Mein gesuchtes Tier kann ca. zehn Jahre alt werden.

Mein gesuchtes Tier wird von Menschen geschlachtet und gegessen.

Rätsel 39:

Wie heißt dieses Tier?

Mein gesuchtes Tier ist ein Beutelsäuger.

Mein gesuchtes Tier lebt in Australien.

Mein gesuchtes Tier ist eines der bekanntesten Symbole für Australien.

Mein gesuchtes Tier schläft bis zu 20 Stunden am Tag.

Mein gesuchtes Tier frisst Eukalyptus.

Mein gesuchtes Tier lebt auf Bäumen.

Mein gesuchtes Tier wird zwischen 60 und 85 cm groß.

Mein gesuchtes Tier wiegt zwischen sechs und acht Kilogramm.

Rätsel 40:

Wie heißt dieses Tier?

Mein gesuchtes Tier ist ein Hühnervogel.

Mein gesuchtes Tier entstammt aus der Familie der Fasanenartigen.

Mein gesuchtes Tier stammt vom indischen Subkontinent.

Mein gesuchtes Tier schlägt ein Rad.

Mein gesuchtes Tier lässt Nachwuchs aus Eiern schlüpfen.

Mein gesuchtes Tier wird von Tigern oder Leoparden gejagt.

Mein gesuchtes Tier gilt als Symbol für Reichtum und Schönheit.

P.S. Auf Seite 74 findest du noch ein exklusives Geschenk von uns. Lass dich überraschen!

Rätsel 41:

Wie heißt dieses Tier?

Mein gesuchtes Tier ist ein Paarhufer.

Mein gesuchtes Tier zählt zur Familie der Kamele.

Mein gesuchtes Tier wird auch als Arabisches Kamel bezeichnet.

Mein gesuchtes Tier ist ein beliebtes Last- und Reittier.

Mein gesuchtes Tier ist in Asien und Afrika verbreitet.

Mein gesuchtes Tier ist ein Säugetier.

Mein gesuchtes Tier ist Pflanzenfresser.

Mein gesuchtes Tier ist vom Kamel aufgrund des einen Höckers zu unterscheiden.

Rätsel 42:

Wie heißt dieses Tier?

Mein gesuchtes Tier ist ein Säugetier.

Mein gesuchtes Tier ist in Nordamerika heimisch.

Mein gesuchtes Tier ist ein nachtaktives Raubtier.

Mein gesuchtes Tier lebt in Laub- und Mischwäldern.

Mein gesuchtes Tier hat eine schwarze Gesichtsmaske.

Mein gesuchtes Tier ist ein Allesfresser.

Mein gesuchtes Tier zählt zur Überfamilie der Hundeartigen.

Mein gesuchtes Tier wäscht seine Nahrung scheinbar, was sich auch am Namen des Tiers widerspiegelt.

Rätsel 43:

Wie heißt dieses Tier?

Mein gesuchtes Tier ist ein Säugetier.

Mein gesuchtes Tier zählt zur Familie der Kamele.

Mein gesuchtes Tier wird man in freier Wildbahn nur in Südamerika antreffen.

Mein gesuchtes Tier hat keine Höcker.

Mein gesuchtes Tier wird unter anderem wegen Wolle gezüchtet.

Mein gesuchtes Tier kann Menschen bei Therapien unterstützen.

Mein gesuchtes Tier spuckt manchmal.

Mein gesuchtes Tier lebt in Herden und ernährt sich von Pflanzen.

Rätsel 44:

Wie heißt dieses Tier?

Mein gesuchtes Tier ist ein Raubtier.

Mein gesuchtes Tier stammt aus der Familie der Bären.

Mein gesuchtes Tier wird auch als Bambusbär bezeichnet.

Mein gesuchtes Tier gibt es in freier Wildbahn weniger als 2000-mal.

Mein gesuchtes Tier hat wolliges Fell.

Mein gesuchtes Tier lebt in chinesischen Provinzen.

Mein gesuchtes Tier ernährt sich zu 99% von Bambus.

Mein gesuchtes Tier ist schwarz und weiß.

Rätsel 45:

Wie heißt dieses Tier?

Mein gesuchtes Tier ist ein Säugetier.

Mein gesuchtes Tier gab es schon vor ca. 50 Millionen Jahren.

Mein gesuchtes Tier hat ein oder zwei Hörner.

Mein gesuchtes Tier wurde nach seinem Horn benannt.

Mein gesuchtes Tier hat einen kräftigen Körper.

Mein gesuchtes Tier hat kurze Gliedmaßen.

Mein gesuchtes Tier lebt in Afrika und Süd- bzw. Südostasien.

Mein gesuchtes Tier ist Pflanzenfresser.

Rätsel 46:

Wie heißt dieses Tier?

Mein gesuchtes Tier zählt zur Unterklasse der Tintenfische.

Mein gesuchtes Tier ist ein Weichtier.

Mein gesuchtes Tier gilt als intelligent.

Mein gesuchtes Tier jagt nach Krebsen und Schnecken.

Mein gesuchtes Tier hat vier Armpaare, also acht Arme.

Mein gesuchtes Tier besitzt Saugnäpfe.

Mein gesuchtes Tier bewegt sich nach dem Rückstoßprinzip.

Mein gesuchtes Tier hat ein mehrteiliges Herz.

Rätsel 47:

Wie heißt dieses Tier?

Mein gesuchtes Tier hat einen langen Hals.

Mein gesuchtes Tier hat lange Beine.

Mein gesuchtes Tier hat einen langgestreckten Schnabel.

Mein gesuchtes Tier ist Fleischfresser.

Mein gesuchtes Tier ist 75 bis 150 cm groß.

Mein gesuchtes Tier brütet Eier aus.

Mein gesuchtes Tier ist in allen Kontinenten verbreitet.

Mein gesuchtes Tier bringt laut einer Redewendung die Kinder.

Rätsel 48:

Wie heißt dieses Tier?

Mein gesuchtes Tier ist ein Insekt.

Mein gesuchtes Tier ist ein Gliederfüßler.

Mein gesuchtes Tier kann eine Königin sein.

Mein gesuchtes Tier besitzt Mundwerkzeug.

Mein gesuchtes Tier hat sechs Beine.

Mein gesuchtes Tier könnte auch eine Arbeiterin sein.

Mein gesuchtes Tier ist als Männchen geflügelt.

Mein gesuchtes Tier ist winzig klein und organisiert sich in Staaten.

Rätsel 49:

Wie heißt dieses Tier?

Mein gesuchtes Tier kann giftig sein.

Mein gesuchtes Tier wird von vielen Menschen gehasst.

Mein gesuchtes Tier baut sich ein Netz.

Mein gesuchtes Tier hat acht Beine.

Mein gesuchtes Tier hat Kieferklauen.

Mein gesuchtes Tier frisst unter anderem Insekten.

Mein gesuchtes Tier nutzt ihr Netz zum Fangen von Beute.

Mein gesuchtes Tier häutet sich.

Rätsel 50:

Wie heißt dieses Tier?

Mein gesuchtes Tier ist ein Fisch.

Mein gesuchtes Tier erinnert sowohl an ein Pferd als auch an einen Wurm.

Mein gesuchtes Tier lebt im Meer.

Mein gesuchtes Tier zeichnet sich dadurch aus, dass Männchen trächtig werden.

Mein gesuchtes Tier wird teilweise nur wenige Millimeter groß.

Mein gesuchtes Tier hat eine vertikale Körperhaltung.

Mein gesuchtes Tier hat keine Schwanzflosse.

Mein gesuchtes Tier ist Namensgeber eines beliebten Schwimm-Abzeichens.

Rätsel 51:

Wie heißt dieses Tier?

Mein gesuchtes Tier ist ein Wirbeltier.

Mein gesuchtes Tier frisst überwiegend andere Fische.

Mein gesuchtes Tier hat ein Spritzloch.

Mein gesuchtes Tier hat eine Schwanzflosse.

Mein gesuchtes Tier ist durch Menschen stark gefährdet.

Mein gesuchtes Tier hat ein sogenanntes Revolvergebiss.

Mein gesuchtes Tier ist grau.

Mein gesuchtes Tier ist in allen Weltmeeren anzutreffen.

Rätsel 52:

Wie heißt dieses Tier?

Mein gesuchtes Tier ist ein Vogel.

Mein gesuchtes Tier hat einen Schnabel, der stark gekrümmt und scharfkantig ist.

Mein gesuchtes Tier hat große Augen.

Mein gesuchtes Tier kann seinen Kopf um 270 Grad drehen.

Mein gesuchtes Tier hat scharfe Krallen.

Mein gesuchtes Tier fängt Mäuse oder zum Beispiel Frösche.

Mein gesuchtes Tier jagt durch Pirschflüge.

Mein gesuchtes Tier ist ein abergläubisches Symbol.

Rätsel 53:

Wie heißt dieses Tier?

Mein gesuchtes Tier ist ein Säugetier.

Mein gesuchtes Tier ist ein Insektenfresser.

Mein gesuchtes Tier ist in Eurasien und Nordamerika verbreitet.

Mein gesuchtes Tier hinterlässt einen Hügel.

Mein gesuchtes Tier hat auffällige Vordergliedmaße.

Mein gesuchtes Tier hat Augen, welche sehr klein und von Haut überdeckt sind.

Mein gesuchtes Tier ist schwarz.

Mein gesuchtes Tier hat Fell, das aus Wollhaaren ohne Strich besteht.

Rätsel 54:

Wie heißt dieses Tier?

Mein gesuchtes Tier kann fliegen.

Mein gesuchtes Tier ist schwarz.

Mein gesuchtes Tier heißt in der kleinen Variante Krähe.

Mein gesuchtes Tier ist ein Vogel.

Mein gesuchtes Tier zählt zu den intelligentesten Vögeln.

Mein gesuchtes Tier spielt für den Aberglauben vieler Menschen eine wichtige Rolle.

Mein gesuchtes Tier hat Federn.

Mein gesuchtes Tier kräht.

Rätsel 55:

Wie heißt dieses Tier?

Mein gesuchtes Tier ist winzig klein.

Mein gesuchtes Tier ist unter anderem rot.

Mein gesuchtes Tier kann fliegen.

Mein gesuchtes Tier gilt für Menschen als Symbol des Glücks.

Mein gesuchtes Tier ist ein Insekt.

Mein gesuchtes Tier frisst Pflanzenläuse und Spinnmilben.

Mein gesuchtes Tier ist 1-12 mm klein.

Mein gesuchtes Tier hat meistens schwarze Punkte.

Rätsel 56:

Wie heißt dieses Tier?

Mein gesuchtes Tier ist ein hundeartiges Raubtier.

Mein gesuchtes Tier kann Otter, Dachs oder zum Beispiel auch Iltis sein.

Mein gesuchtes Tier ist ein Säugetier.

Mein gesuchtes Tier hat einen lang gestreckten und schmalen Körperbau.

Mein gesuchtes Tier ist nahezu weltweit verbreitet.

Mein gesuchtes Tier ist dämmerungs- bzw. nachtaktiv.

Mein gesuchtes Tier ist vorrangig Fleischfresser.

Mein gesuchtes Tier kommt dem Menschen bzw. dessen Auto manchmal etwas zu nah.

Rätsel 57:

Wie heißt dieses Tier?

Mein gesuchtes Tier ist ein Wirbeltier, das fliegen kann.

Mein gesuchtes Tier ist ein Säugetier.

Mein gesuchtes Tier hat ein dichtes, seidiges Fell.

Mein gesuchtes Tier ist nachtaktiv.

Mein gesuchtes Tier hält Winterschlaf.

Mein gesuchtes Tier ist in Höhlen anzutreffen.

Mein gesuchtes Tier verfügt über ein Echoortungssystem.

Mein gesuchtes Tier bildet zusammen mit den Flughunden die Ordnung der Fledertiere.

Rätsel 58:

Wie heißt dieses Tier?

Mein gesuchtes Tier ist ein Laufvogel.

Mein gesuchtes Tier ist der größte lebende Vogel der Welt.

Mein gesuchtes Tier lebt in Afrika.

Mein gesuchtes Tier lebt in Savannen oder Wüsten.

Mein gesuchtes Tier legt Eier.

Mein gesuchtes Tier ist ein Pflanzenfresser.

Mein gesuchtes Tier steckt nach einer Redensart bei Gefahr den Kopf in den Sand.

Mein gesuchtes Tier hat eine Höchstgeschwindigkeit von ca. 75 km/h.

Rätsel 59:

Wie heißt dieses Tier?

Mein gesuchtes Tier ist ein Raubtier.

Mein gesuchtes Tier ist katzenartig.

Mein gesuchtes Tier ist die drittgrößte Katze
der Welt.

Mein gesuchtes Tier ist im tropischen, amazo-
nischen Regenwald vorzufinden.

Mein gesuchtes Tier ernährt sich von Hirschen
oder Gürteltieren.

Mein gesuchtes Tier sieht dem Leoparden
ähnlich.

Mein gesuchtes Tier wurde früher als Unze
bezeichnet.

Mein gesuchtes Tier kann aufgrund des
Namens einfach mit einer Automarke verwech-
selt werden.

Rätsel 60:

Wie heißt dieses Tier?

Mein gesuchtes Tier zählt zu den sogenannten Zahnwalen.

Mein gesuchtes Tier ist ein Säugetier.

Mein gesuchtes Tier ist nicht nur Säugetier, sondern Meeressäuger.

Mein gesuchtes Tier zählt zur Ordnung der Wale.

Mein gesuchtes Tier ist auch in Flüssen.

Mein gesuchtes Tier hilft Menschen im Zuge einer Therapie.

Mein gesuchtes Tier ist zum Beispiel ein „Großer Tümmler".

P.S. Auf Seite 74 findest du noch ein exklusives Geschenk von uns. Lass dich überraschen!

Lösungen:

1. Mein gesuchtes Tier heißt: Katze
2. Mein gesuchtes Tier heißt: Tiger
3. Mein gesuchtes Tier heißt: Hund
4. Mein gesuchtes Tier heißt: Affe
5. Mein gesuchtes Tier heißt: Zebra
6. Mein gesuchtes Tier heißt: Elefant
7. Mein gesuchtes Tier heißt: Ente
8. Mein gesuchtes Tier heißt: Wal
9. Mein gesuchtes Tier heißt: Löwe
10. Mein gesuchtes Tier heißt: Biene
11. Mein gesuchtes Tier heißt: Eisbär
12. Mein gesuchtes Tier heißt: Pinguin
13. Mein gesuchtes Tier heißt: Känguru
14. Mein gesuchtes Tier heißt: Fuchs
15. Mein gesuchtes Tier heißt: Gepard
16. Mein gesuchtes Tier heißt: Wolf
17. Mein gesuchtes Tier heißt: Adler
18. Mein gesuchtes Tier heißt: Maus
19. Mein gesuchtes Tier heißt: Kamel
20. Mein gesuchtes Tier heißt: Schlange

21. Mein gesuchtes Tier heißt: Krokodil

22. Mein gesuchtes Tier heißt: Elch

23. Mein gesuchtes Tier heißt: Papagei

24. Mein gesuchtes Tier heißt: Frosch

25. Mein gesuchtes Tier heißt: Ziege

26. Mein gesuchtes Tier heißt: Kuh

27. Mein gesuchtes Tier heißt: Taube

28. Mein gesuchtes Tier heißt: Huhn

29. Mein gesuchtes Tier heißt: Pferd

30. Mein gesuchtes Tier heißt: Robbe

31. Mein gesuchtes Tier heißt: Giraffe

32. Mein gesuchtes Tier heißt: Schildkröte

33. Mein gesuchtes Tier heißt: Schaf

34. Mein gesuchtes Tier heißt: Eichhörn-
chen

35. Mein gesuchtes Tier heißt: Reh

36. Mein gesuchtes Tier heißt: Hase

37. Mein gesuchtes Tier heißt: Igel

38. Mein gesuchtes Tier heißt: Schwein

39. Mein gesuchtes Tier heißt: Koala

40. Mein gesuchtes Tier heißt: Pfau

41. Mein gesuchtes Tier heißt: Dromedar

42. Mein gesuchtes Tier heißt: Waschbär

43. Mein gesuchtes Tier heißt: Lama

44. Mein gesuchtes Tier heißt: Panda

45. Mein gesuchtes Tier heißt: Nashorn

46. Mein gesuchtes Tier heißt: Krake

47. Mein gesuchtes Tier heißt: Storch

48. Mein gesuchtes Tier heißt: Ameise

49. Mein gesuchtes Tier heißt: Spinne

50. Mein gesuchtes Tier heißt: Seepferdchen

51. Mein gesuchtes Tier heißt: Hai

52. Mein gesuchtes Tier heißt: Eule

53. Mein gesuchtes Tier heißt: Maulwurf

54. Mein gesuchtes Tier heißt: Rabe

55. Mein gesuchtes Tier heißt: Marienkäfer

56. Mein gesuchtes Tier heißt: Marder

57. Mein gesuchtes Tier heißt: Fledermaus

58. Mein gesuchtes Tier heißt: Strauß

59. Mein gesuchtes Tier heißt: Jaguar

60. Mein gesuchtes Tier heißt: Delfin

ENDE

<u>Ich hoffe, das Buch hat dir gefallen.</u>

Im Übrigen wäre ich Dir sehr dankbar, wenn du dir eine Minute Zeit für ein Feedback auf Amazon.de nimmst!

Rezensionen sind für uns freie Autoren sehr wichtig, denn darüber werden sie gemessen! Nimm dir daher doch bitte die Minute Zeit und schreibe eine ehrliche Rezension über dieses Buch!

Weitere Senioren Beschäftigungen

Wir bemühen uns sehr und bringen stetig neue Bücher für Senioren raus, damit es nie langweilig wird ☺

Weitere Bücher von uns findest du hier:

Direkt zu unseren Büchern auf Amazon: http://bit.ly/sb-autorenseite

Unsere Webseite: https://senioren-beschaeftigungen.de

Weitere Beschäftigungs Bücher findest du auf Amazon.de, indem du in die Suchleiste „Kristina Büttertz" eingibst, auf eines unserer Bücher klickst, und dann unterhalb des Titels auf dir Buchreihe „Senioren Beschäftigungen" klickst.

<u>Vielen Dank für die Unterstützung.</u>

Unser Genschenk an dich 

Als Dankeschön und EXKLUSIVER Käufer unseres Buchs, möchten wir dir ein Geschenk machen.

---

100 kostenlose Seniorenbeschäftigungen

UND die 10 Eigenschaften über die ein Seniorenbetreuer/in unbedingt verfügen sollte. (Inkl. Stundenzettel für Seniorenbetreuer!)

Du kannst dir das Geschenk unter folgendem Link herunterladen:

https://bit.ly/unsergeschenk

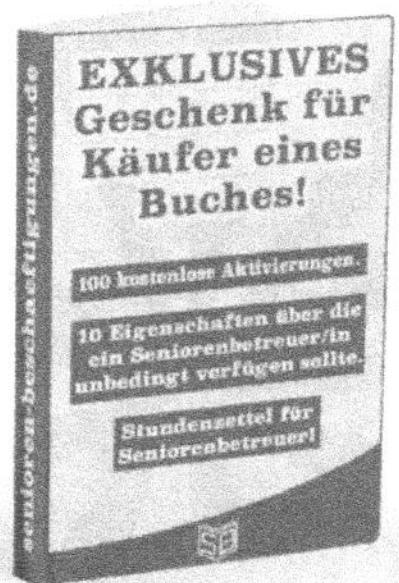

Haftungsausschluss

Die Umsetzung aller enthaltenen Informationen, Anleitungen und Strategien dieses Buchs erfolgt auf eigenes Risiko. Für etwaige Schäden jeglicher Art kann der Autor aus keinem Rechtsgrund eine Haftung übernehmen. Für Schäden materieller oder ideeller Art, die durch die Nutzung oder Nichtnutzung der Informationen bzw. durch die Nutzung fehlerhafter und/oder unvollständiger Informationen verursacht wurden, sind Haftungsansprüche gegen den Autor grundsätzlich ausgeschlossen. Ausgeschlossen sind daher auch jegliche Rechts- und Schadensersatzansprüche. Dieses Werk wurde mit größter Sorgfalt nach bestem Wissen und Gewissen erarbeitet und niedergeschrieben. Für die Aktualität, Vollständigkeit und Qualität der Informationen übernimmt der Autor jedoch keinerlei Gewähr. Auch können Druckfehler und Falschinformationen nicht vollständig ausgeschlossen werden. Für fehlerhafte Angaben vom Autor kann keine juristische Verantwortung sowie Haftung in irgendeiner Form übernommen werden.

Urheberrecht

Alle Inhalte dieses Werkes sowie Informationen, Strategien und Tipps sind urheberrechtlich geschützt. Alle Rechte sind vorbehalten. Jeglicher Nachdruck oder jegliche Reproduktion – auch nur auszugsweise – in irgendeiner Form wie Fotokopie oder ähnlichen Verfahren, Einspeicherung, Verarbeitung, Vervielfältigung und Verbreitung mit Hilfe von elektronischen Systemen jeglicher Art (gesamt oder nur auszugsweise) ist ohne ausdrückliche schriftliche Genehmigung des Autors strengstens untersagt. Alle Übersetzungsrechte vorbehalten. Die Inhalte dürfen keinesfalls veröffentlicht werden. Bei Missachtung behält sich der Autor rechtliche Schritte vor.